BEI GRIN MACHT SICH IHR WISSEN BEZAHLT

AF144278

- Wir veröffentlichen Ihre Hausarbeit,
  Bachelor- und Masterarbeit

- Ihr eigenes eBook und Buch -
  weltweit in allen wichtigen Shops

- Verdienen Sie an jedem Verkauf

Jetzt bei www.GRIN.com hochladen
und kostenlos publizieren

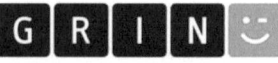

Bibliografische Information der Deutschen Nationalbibliothek:

Die Deutsche Bibliothek verzeichnet diese Publikation in der Deutschen National-
bibliografie; detaillierte bibliografische Daten sind im Internet über http://dnb.d-
nb.de/ abrufbar.

Dieses Werk sowie alle darin enthaltenen einzelnen Beiträge und Abbildungen
sind urheberrechtlich geschützt. Jede Verwertung, die nicht ausdrücklich vom
Urheberrechtsschutz zugelassen ist, bedarf der vorherigen Zustimmung des Verla-
ges. Das gilt insbesondere für Vervielfältigungen, Bearbeitungen, Übersetzungen,
Mikroverfilmungen, Auswertungen durch Datenbanken und für die Einspeicherung
und Verarbeitung in elektronische Systeme. Alle Rechte, auch die des auszugsweisen
Nachdrucks, der fotomechanischen Wiedergabe (einschließlich Mikrokopie) sowie
der Auswertung durch Datenbanken oder ähnliche Einrichtungen, vorbehalten.

Impressum:

Copyright © 2018 GRIN Verlag
Druck und Bindung: Books on Demand GmbH, Norderstedt Germany
ISBN: 9783346008541

Dieses Buch bei GRIN:

https://www.grin.com/document/496801

Konstantin Nagel

Digitalisierung in der Gesundheitsbranche

GRIN Verlag

GRIN - Your knowledge has value

Der GRIN Verlag publiziert seit 1998 wissenschaftliche Arbeiten von Studenten, Hochschullehrern und anderen Akademikern als eBook und gedrucktes Buch. Die Verlagswebsite www.grin.com ist die ideale Plattform zur Veröffentlichung von Hausarbeiten, Abschlussarbeiten, wissenschaftlichen Aufsätzen, Dissertationen und Fachbüchern.

Besuchen Sie uns im Internet:

http://www.grin.com/

http://www.facebook.com/grincom

http://www.twitter.com/grin_com

Digitalisierung in der Gesundheitsbranche

Aufsatz

Abstract

Der folgende Aufsatz handelt von der Digitalisierung in der Gesundheitsbranche, welche Prozesse bereits digitalisiert sind und an welchen analogen Prozessen gearbeitet wird, um sie zu digitalisieren. Digitalisierung muss unter anderem auch ethische und moralische Aspekte berücksichtigen, welche speziell in der Gesundheitsbranche von hoher Bedeutung sind.[1] Digitalisierungsideen wie zum Beispiel Operations-Roboter müssen problemlos funktionieren, sodass keine Menschen verletzt werden. Diese Art von Operation ist eine Innovation, die sprunghaft, also ohne Vorläufer eingeführt wird. Die meisten Innovationen in der Medizin und Gesundheitsbranche sind Schrittinnovationen, die aus bestehenden Ideen oder Produkten weiterentwickelt werden.[2] Außerdem bedient sich die Medizin häufig an Entwicklungen anderer Wissenschaften beispielsweise der Elektrotechnik und passt diese Innovationen an die Gesundheitsbranche an. Zusätzlich kann eine Umwandlung der analogen Prozesse eine Reduzierung der Fehlerquote und Kosten bewirken.

Diese Arbeit beschreibt aktuelle Ansätze der Digitalisierung und welche Probleme diese mit sich bringen können.

---

[1] Vgl.Fischer und Krämer (2016, 1).
[2] Vgl.Kramme (2017, 3f.).

Problemstellung

Die Themen Digitalisierung und Gesundheit sind aktuell Bestandteile zahlreicher Diskussionen. So wird beispielsweise darüber beraten, wie die Pflege auch in Zukunft mithilfe digitaler Anwendungen sichergestellt werden kann.[3] Die Digitalisierung in der Gesundheitsbranche ist dabei die Folge eines sozialen Wandlungsprozesses, der uns auch in Zukunft vor zahlreiche Herausforderungen stellt. Hauptziel ist es, mithilfe der Nutzung von modernen Informations- und Kommunikationstechnologien im Gesundheitswesen, etwa Verbesserungen der Versorgungsstrukturen und -prozesse hervorzubringen. Schon heute sind im Bereich eHealth (Zusammenfassung von Anwendungen, „die für die Behandlung und Betreuung von Patientinnen und Patienten die Möglichkeiten nutzen, die moderne Informations- und Kommunikationstechnologien bieten"[4]) zahlreiche digitale Anwendungen nicht mehr aus dem Versorgungsalltag wegzudenken, dennoch werden einige Potenziale nicht vollständig genutzt. Um diese Potenziale zukünftig nutzen zu können, müssen zahlreiche ethische, rechtliche und finanzielle Herausforderungen gelöst werden.[5] Dass gerade in Deutschland noch einige Potenziale in der Digitalisierung der Gesundheitsbranche nicht genutzt werden, zeigt eine aktuelle Bertelsmann-Studie. Sie kommt zu dem Ergebnis, dass die Vernetzung in Deutschland insgesamt noch nicht ausreichend sei und Deutschland im internationalen Vergleich deshalb nur auf Platz 16 von 17 untersuchten Ländern komme.[6]

Ziel dieses Aufsatzes ist es, dem Leser einen guten Überblick über aktuelle Themen der Digitalisierung in der Gesundheitsbranche zu geben. Der Hauptfokus liegt hierbei auf der Informationsbearbeitung und der Telemedizin.

---

[3] Vgl. PTHV gGmbH .
[4] Bundesministerium für Gesundheit (2018).
[5] Vgl. Fischer und Krämer (2016, 1).
[6] vgl. Süddeutsche Zeitung (2018).

Inhalt

1. Einleitung

Digitalisierung wird in der Literatur unterschiedlich definiert, weshalb sich die Autoren dieser Arbeit auf die nachfolgende Definition geeinigt haben.

Digitalisierung beschreibt die Umwandlung von „analoge in digitale Objekte, also in eine Folge von Nullen und Einsen." Mögliche Objekte können papierbasierte Text- und Zahlendokumente sein. Außerdem ist eine umfassende Definition der digitalen Transformation, dass digitale Technologien in ein Objekt integriert werden.[7]

In Bezug auf die allgemeine Definition der Digitalisierung ist unter der Digitalisierung in der Gesundheitsbranche zu verstehen, dass analoge Prozesse wie zum Beispiel Sprechstunden, Operationen, Patientenakten, u.v.m. digitalisiert werden. Dies bringt allerdings nicht nur Vorteile, sondern könnte auch dafür sorgen, dass viele Arbeitsplätze verloren gehen, da selbst Operationen in Zukunft mit einem hoch technologisierten Roboterarm durchgeführt werden sollen. Wie in den Industrieunternehmen auch, muss in der Gesundheitsbranche definiert werden, welche Prozesse digitalisiert werden können und bei welchen Prozessen ethische und moralische Aspekte die Digitalisierung erschweren oder verhindern. In dem folgenden Aufsatz werden einige bereits digitalisierte Prozesse und potenzielle Digitalisierungsansätze in der Gesundheitsbranche beschrieben.

---

[7] Appelfeller und Feldmann (2018)

2. Informationsbearbeitung

2.1. Patientendaten am Beispiel des Universitätsklinikums Hamburg-Eppendorf

Heutzutage werden Rezepte in den meisten Kliniken noch immer von Hand vom behandelnden Arzt ausgestellt, was insbesondere unter Zeitdruck ein großes Fehlerpotenzial birgt. In diesen Fällen können Verwechslungen für die entsprechenden Patienten sehr gefährlich werden. Um diese Gefahren auszuschließen, schaffte das Universitätsklinikum Hamburg-Eppendorf (kurz UKE) beispielsweise handschriftliche Verordnungen ab und stellte im Jahre 2011 komplett auf ein papierloses System um. Im UKE werden die Daten der elektronischen Patientenakte seitdem zentral gespeichert. Des Weiteren sind sie durch ein streng reglementiertes und zertifiziertes Sicherheitssystem geschützt sowie innerhalb des Klinikums zeit- und ortsunabhängig vom behandelnden Arzt oder Pflegekräften abrufbar. An mobilen Terminals können so die wichtigsten Patientendaten wie Medikamentenverordnungen angezeigt werden. Damit eng eingebunden ist die Apotheke des UKE. Diese verpackt "täglich 12.000 Einzeldosen computergesteuert für jeden Patienten individuell in Tütchen".[8] Diese Mensch-Maschinengestützte Medikamentenangabe sorgte für eine Fehlerrate gegen null.[9]

2.2. Medizintechnik und medizinische Geräte

„Medizintechnik [...] ist die Anwendung von ingenieurwissenschaftlichen Prinzipien und Regeln auf dem Gebiet der Medizin. Sie kombiniert Kenntnisse aus dem Bereich der Technik, besonders dem Lösen von Problemen und der Entwicklung, mit der medizinischen Sachkenntnisse der Ärzte, der Pflegefachleute und anderer Berufe, um die Diagnostik, Therapie, Krankenpflege, Rehabilitation und Lebensqualität kranker oder auch gesunder Einzelpersonen zu verbessern."[10]

Das bedeutet, dass die Medizintechnik nicht eigenständige Innovationen verwendet, sondern es werden bestehende Innovationen der Elektronik, Optik, Kunststofftechnik, u.v.m. am lebenden Objekt getestet und dann in der Medizin angewendet. Viele medizinische Errungenschaften wie zum Beispiel Hüftgelenkprothesen gibt es seit vielen Jahren, die aber kontinuierlich weiterentwickelt werden. Diese Art von

---

[8] Marco Siebener (2018).
[9] vgl. Marco Siebener (2018).
[10] rehaVital .

Optimierung nennt sich Schrittinnovation, da die Weiterentwicklung in kleinen Schritten durchgeführt wird und es nahezu keine komplett neuen Innovationen mehr gibt. Außerdem bieten schonende Verfahren wie das Magnetresonanzverfahren im Vergleich zu Röntgenstrahlen eine geringere Belastung für den menschlichen Körper. Nicht nur die Verfahren und die medizinischen Geräte werden immer weiter digitalisiert, sondern auch die Art und Weise wie die medizinischen Geräte in den Patienten eingesetzt werden, werden durch Greifarm-Roboter ersetzt (s. Telechirurgie).[11]

3. Telemedizin

Laut der Bundesärztekammer ist die „Telemedizin (…) ein Sammelbegriff für verschiedenartige ärztliche Versorgungskonzepte, die als Gemeinsamkeit den prinzipiellen Ansatz aufweisen, dass medizinische Leistungen der Gesundheitsversorgung der Bevölkerung in den Bereichen Diagnostik, Therapie und Rehabilitation sowie bei der ärztlichen Entscheidungsberatung über räumliche Entfernungen (oder zeitlichen Versatz) hinweg erbracht werden."[12] Die Telemedizin verbindet die Bereiche der Telekommunikation und Informatik, sodass neben dem Speichern von medizinischen Daten auch deren Übermittlung über Datennetze ermöglicht wird. Hierbei werden zwei Bereiche der Telemedizin unterschieden. Zum einen soll die Kommunikation und Zusammenarbeit von zwei verschiedenen medizinischen Leistungsträgern unterstützt werden (z.B. zwischen Ärzten, Doc2Doc). Zum anderen liegt der Fokus auf der Erbringung von telemedizinischen Dienstleistungen durch den Arzt am Patienten (Doc2Patient).[13] So soll die Telemedizin beispielsweise im ländlichen Raum in Zukunft ein Bestandteil der medizinischen Versorgung werden.[14]

---

[11] Vgl. Kramme (2017, 3f.).
[12] Bundesärztekammer (2018).
[13] Vgl. Andelfinger und Hänisch (2016, 12).
[14] Vgl. Bundesministerium für Gesundheit (2015).

3.1. Anwendungsbereiche

Telekardiologie

Bei der Telekardiologie werden wichtige „Herzdaten" über das Internet, das Mobilfunknetz oder über Telefonleitungen an den Arzt übermittelt.

Da bei den meisten Patienten mit chronischen Herzerkrankungen die Angst ein ständiger Begleiter ist, ist eine gewissenhafte Nachsorge essenziell, um deren Bedenken zu lindern. So übermitteln innovative Herzschrittmacher rund um die Uhr Daten über den Zustand des Herzes an den zuständigen Arzt. Kommt es zu bedrohlichen Veränderungen, kann der Arzt schnell reagieren und dem Patienten somit ein sicheres Gefühl verleihen.

Moderne Implantate verfügen über winzige Antennen, die jederzeit EKG-Daten direkt vom Herzen aus an ein mobiles Empfängergerät senden können. Dieses Gerät ist in etwa so groß wie ein Handy und kann problemlos vom Patienten mitgeführt werden. Das Gerät sendet die Daten über eine zentrale Stelle direkt auf den Computer des behandelnden Arztes. Neben den Daten über den Zustand des Herzes, können Informationen über technische Störungen oder Herzrhythmusstörungen direkt an den Arzt übermittelt werden.[15]

Telechirurgie

Bei der Telechirurgie befindet sich neben dem Patienten nur noch ein Robotersystem, das die eigentliche Operation durchführt. Der Arzt hingegen steuert und kontrolliert das Robotersystem, muss aber nicht mehr im Operationssaal anwesend sein. Dies ermöglicht Operationen über große Distanzen hinweg.[16] Man unterscheidet verschiedene Verfahren und Techniken, wie z. B. computerassistierte Chirurgie (Telementoring), computerunterstützte Chirurgie (Computer Aided Surgery – CAS), Medizinrobotik, OP-Roboter, minimal invasive Chirurgie (MIC) und Simulation von Operationen.[17]

---

[15] Vgl. Andelfinger und Hänisch (2016, 14f.).
[16] Vgl. Andelfinger und Hänisch (2016, 15).
[17] Vgl. Deutsche Gesellschaft für Telemedizin (2018).

3.2. Anwendungsbeispiele

Ferndiagnose

Bei der Ferndiagnose ist der Arzt in der Lage die Diagnose für den Patienten zu stellen, ohne ihn vor Ort selbst zu untersuchen. Dies ist in Deutschland jedoch aufgrund des Fernbehandlungsverbots nicht ohne weiteres möglich, da ein Arzt seine Patienten nicht nur durch elektronische Medien behandeln darf. Erst mit der Aufhebung dieses Verbots kann die Ferndiagnose in Deutschland legalisiert werden, doch dies sehen Ärzte und Kassen kritisch, da jeder Patient individuell sei und aus diesem Grund eine individuelle Behandlung erfordere.

Die Ferndiagnose könnte aber vor allem den Ärztemangel im ländlichen Raum eingrenzen, in dem Diagnosen online erstellt werden oder Patienten per Videochat mit dem Arzt kommunizieren können.[18]

Fernbetreuung und Telemonitoring

Die Fernbetreuung ermöglicht es dem Patienten, in seiner gewohnten Umgebung zu bleiben und reduziert somit unnötige Krankenhausaufenthalte. Dabei wird der Patient durch ein Expertenteam (z.B. Fachärzte, Ernährungsberater und Therapeuten) aus der Ferne betreut und beraten. Beim Telemonitoring kommunizieren der Arzt, der Patient und das medizinische Servicecenter kontinuierlich miteinander. Das Telemonitoring berät den Patienten dabei, wie er mit seiner Krankheit umzugehen hat und verhindert deswegen häufig Folgeerkrankungen.

---

[18] Vgl. Andelfinger und Hänisch (2016, 12f.).

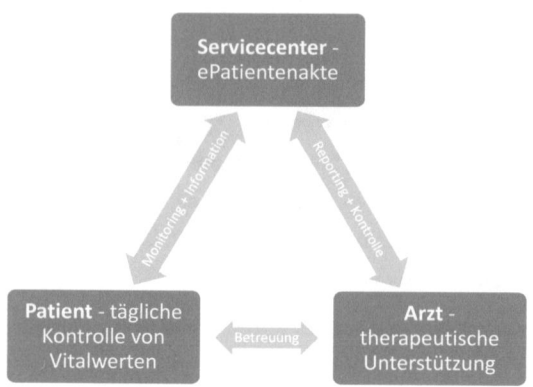

Abbildung 1: Telemonitoring am Beispiel der AnyCare GmbH[19]

Je nach Krankheitsbild wird der Patient beispielsweise mit einer telemedizinischen Gewichtswaage oder einem Blutzuckermessgerät ausgestattet, so dass die Vitalwerte täglich selbstständig vom Patienten bestimmt werden können. Die gewonnenen Daten können mit Hilfe eines im Gerät eingebauten Bluetooth-Moduls oder einer SIM-Karte an ein Übertragungsgerät (z.B. Tablet-PC oder Smartphone) übermittelt werden. Diese Geräte übertragen die Vitalwerte anschließend an das Servicecenter und den behandelnden Arzt. Kommt es zu einer Grenzwertüberschreibung, so wird der Patient schnellstmöglich vom Servicecenter kontaktiert und dabei unterstützt, seine Vitalwerte zu verbessern.[20]

---

[19] Eigene Darstellung nach Andelfinger und Hänisch (2016, 13).
[20] Vgl. Andelfinger und Hänisch (2016, 13f.).

6

4. Gesundheitsökonomische Potenziale

In Deutschland lagen die Gesundheitsausgaben im Jahre 2016 bei 357 Mrd. Euro[21], was 11,3 Prozent[22] des Bruttoinlandsprodukts entspricht. Dies ist ein wesentlicher Motivator für die Digitalisierung in der Gesundheitsbranche, um die Kosten der Gesundheitsversorgung zu reduzieren. So sollen mithilfe eines intelligenten Gesundheitsnetzes jährliche Einsparungen von 9,6 Mrd. Euro[23] erreicht werden können.

---

[21] Statista (2018b).
[22] Statista (2018a).
[23] Wolff und Göbel (2018).

Literaturverzeichnis

Andelfinger, Volker P.; Hänisch, Till (Hrsg.) (2016): eHealth: Wie Smartphones, Apps und Wearables die Gesundheitsversorgung verändern werden. 1. Aufl. Wiesbaden: Springer Gabler.

Appelfeller, Wieland; Feldmann, Carsten (2018): Die digitale Transformation des Unternehmens : Systematischer Leitfaden mit zehn Elementen zur Strukturierung und Reifegradmessung. Berlin, Heidelberg: Springer Gabler (SpringerLink : Bücher.

Bundesärztekammer (2018): Telemedizin. Verfügbar unter http://www.bundesaerztekammer.de/aerzte/telematiktelemedizin/telemedizin/, zugegriffen am 04.11.2018.

Bundesministerium für Gesundheit (2015): Telemedizin. Verfügbar unter https://www.bundesgesundheitsministerium.de/service/begriffe-von-a-z/t/telemedizin.html, zugegriffen am 04.11.2018.

Bundesministerium für Gesundheit (2018): E-Health. Verfügbar unter https://www.bundesgesundheitsministerium.de/service/begriffe-von-a-z/e/e-health.html, veröffentlicht am 05.12.2018.

Deutsche Gesellschaft für Telemedizin (2018): Telemedizin: Telechirurgie. Verfügbar unter https://www.dgtelemed.de/de/telemedizin/glossar/index.php, zugegriffen am 04.11.2018.

Fischer, Florian; Krämer, Alexander (Hrsg.) (2016): eHealth in Deutschland: Anforderungen und Potenziale innovativer Versorgungsstrukturen. Berlin, Heidelberg: Springer Vieweg.

Kramme, Rüdiger (Hrsg.) (2017): Medizintechnik: Verfahren - Systeme - Informationsverarbeitung. 5. Aufl. Berlin: Springer (Springer Reference Technik.

Marco Siebener (2018): EHEALTH (UKE): eHealth: UKE mit elektronischer Patientenakte europaweit führend. Future.Hamburg, veröffentlicht am https://future.hamburg/project/elearning-uke/, zugegriffen am 18.11.2018.

PTHV gGmbH: Pflege der Zukunft. Verfügbar unter http://www.pflege-der-zukunft.de/, zugegriffen am 02.12.2018.

rehaVital: Medizintechnik. Verfügbar unter http://www.rehavital.de/medizintechnik/, zugegriffen am 30.11.2018.

Statista (2018a): Anteil der Gesundheitsausgaben am Bruttoinlandsprodukt in Deutschland in den Jahren 1997 bis 2016. Verfügbar unter https://de.statista.com/statistik/daten/studie/76458/umfrage/deutschland-entwicklung-der-gesundheitsausgaben-seit-1997/, zugegriffen am 11.11.2018.

Statista (2018b): Jährliche Gesundheitsausgaben in Deutschland in den Jahren von 1992 bis 2016. Verfügbar unter https://de.statista.com/statistik/daten/studie/5463/umfrage/gesundheitssystem-in-deutschland---ausgaben-seit-1992/, zugegriffen am 11.11.2018.

Süddeutsche Zeitung (2018): Digitaler Fortschritt kommt beim Patienten kaum an. Verfügbar unter https://www.sueddeutsche.de/news/gesundheit/gesundheit-digitaler-fortschritt-kommt-beim-patienten-kaum-an-dpa.urn-newsml-dpa-com-20090101-181129-99-13766, zugegriffen am 02.12.2018.

Wolff, Dietmar; Göbel, Richard (Hrsg.) (2018): Digitalisierung: Segen oder Fluch. Berlin, Heidelberg: Springer Berlin Heidelberg.

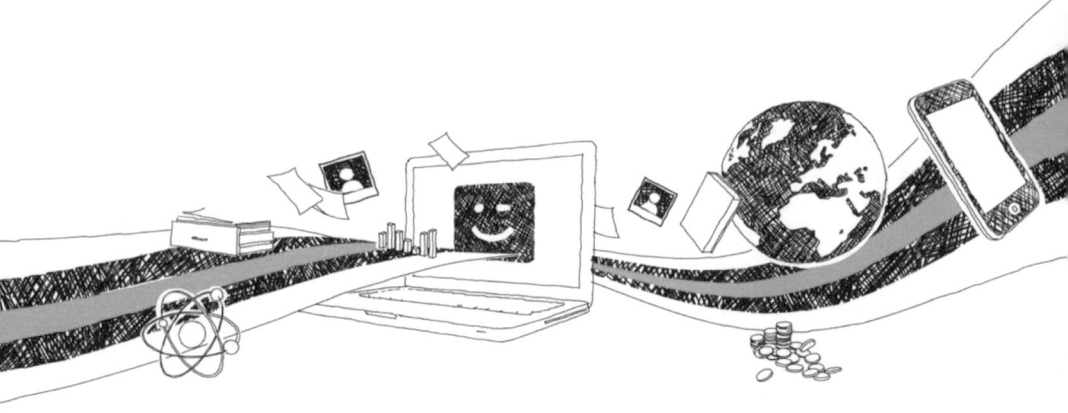
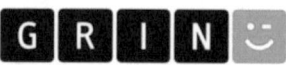